傷跡臍風蛇毒

TÉTANOS DES NOUVEAUX-NÉS

PLAIES

MORSURE DES SERPENTS

TRAITEMENT

J. C. BOSCQ

KIÊM DỐC THÔNG SƯ TY

SAIGON
IMPRIMERIE & LIBRAIRIE NOUVELLES
CLAUDE & Cie.

1897

傷跡-臍風-蛇毒

TÉTANOS DES NOUVEAUX NÉS

PLAIES

MORSURE DES SERPENTS

TRAITEMENT

J. C. BOSCQ

KIÈM DÒC THÒNG SỰ T.

SAIGON
IMPRIMERIE & LIBRAIRIE NOUVELLES
CLAUDE & Cie.

1897

SÁCH CỦA ÔNG BOCSQ LÀM

BÁN TẠI NHÀ IN MỚI LẬP

TIỀU TỰ

Từ ngày tùng công qua Nam-kỳ đền nay đã đặng mười mấy thu dư, ta hằng dùng sức mọn dịch sách nầy sách kia ra quốc-ngữ là có ý hữu ích cho người Annam. Ta dòm thấy trong nghề làm thuốc thời thấy Annam cứ nói theo sách Tàu. Nhưng vậy sách Tàu là mạch lý u thâm văn chương huyền diệu lắm; mấy ai mà cũng thông cho đặng, nên phải lắm lỗi khốn hại cho thiên hạ rất nhiều.

Đạo học nào cũng vậy, đâu mà đặng cách vật trí tri cho bằng người phương Tây! Ta tiếc cho người Bổn-quốc chưa đặng thông tiếng Langsa đủ mà coi sách angsa.

Lương-y Langsa có ít, cứu giúp không khắp cho đặng. Vã lại ngôn ngữ không thông nên người Annam chưa đủ tin đủ phục. Lúc nào tìm đến thầy Langsa, thì bịnh đã nguy rồi: hoặc đã phạm thuốc nặng, hoặc đã quá rồi, ngủ tạng lục phủ đã hư hết, không còn phương chi mà cứu đặng. Ấy vậy nên ta đã dịch một quyển trước nói về cách trị bịnh Thiên-thời, Trái-trời, Chó-dại, Trâu-toi. Nay ta lại in thêm phép trị thương tích và Té-phong, lời nói dễ nghe dễ hiểu mà chỉ về những phương dễ làm dễ dùng cho người Annam coi lấy mà hộ thân và cứu giúp người đồng hương với nhau.

Như bịnh vừa vừa thời mình trị lấy khỏi tốn công tốn của. Còn như bịnh nặng, thời cũng có phương duy trì mà đợi đem đến lương-y.

Trong các hạt, có nhiều nơi nhà nước cấp lương-y Langsa để mà điều hộ. Nếu vậy như gặp bịnh nặng, tổng xả phải khuyên dân coi theo các phương ta dịch ra đó mà phòng trước, rồi thì làng phải lo giúp mà đem kẻ bịnh đến lương-y, là người quan đặt trước để mà điều hộ quan viên, sau là giúp nhơn dân.

Xem trong các bổn ta in đây, thời thấy rõ dầu phương chi, trị bịnh chi là cũng phải phòng phải giữ uế độc; nếu không thời phương chi cũng bất hiệu, mà bịnh lại phải thêm nặng thêm khốn. Nhưng vậy mà ta xem người Bổn-quốc lại không vụ chi đến chuyện phòng uế độc. Giả tỉ như các người làm mụ thường thường tay dơ không rửa, móng tay dóng bợn dóng nhơ quá đỗi mà để vậy mà cắt nhau cắt rún cho con nít. Bởi cớ ấy nên con nít sanh ra hay mắc phải tê-phong hết nhiều lắm.

Ấy vậy nên cho sự sạch sẽ là phương trị bịnh đầu hết.

J. C. BOSCQ

Sàigòn le 6 janvier 1897.

THƯƠNG TÍCH 傷跡

Phàm tuồng nhám mũi nhọn, dao sắc hay là phải thú vật cắn, cũng là sa té, bị dập bị đánh, thời phải thương tích hoặc khinh hoặc trọng, khi thì phớt ngoài da, khi vào đến thịt, lúc phải thấu xương. Máu tuôn ra liền, hoặc nhiều hoặc ít, hoặc mau hoặc lâu. Như cầm không kịp, có khi phải thương đến mạng. Như may nhẹ thời tự nhiên lành ; còn nặng thời dương lên làm mủ, lâu kéo da non, lại thường có khi lở lớn ra, đôi khi lại ăn huấn đến chỗ khác, rồi sưng đỏ lên đóng mủ nhức nhối khó chịu. Lâu lắn lắn lấy ra thúi thịt hóa ghẻ hờm.

Thương-tích mà phát độc như vậy là cũng tại sự uế trược : hoặc là mình phạm đồ chi dơ mà phải thương, rồi lại lấy tay dơ mà rờ đến, hoặc dùng đồ dơ mà gịt lên, hoặc là để gió bụi bay vào. Chớ như biết giữ gìn gịt rửa cho sạch sẻ, thời phải mau lành mà chẳng hề khi nào sanh độc.

Ấy vậy trị thương-tích chẳng chi cho qua sự *sạch sẻ :* rửa nước cho thiệt sạch, tay rờ đến phải cho thiệt sạch, giẻ đồ gịt cũng cho thiệt sạch. Bấy nhiêu đó thời đủ lành.

Nước thiệt sạch. — Nước sao mới gọi là *nước thiệt sạch?*

Chẳng phải nước trong, mắt xem không thấy cáu, thấy cặn, thấy bợn, thấy dơ mà gọi là *nước thiệt sạch* đặng. Vì là nước tuy trong veo mà còn có nhiều vật nhỏ quá mắt không chẳng có gương hiển-vi thì không hề thấy đặng. Nếu chẳng phòng mà rửa vào thì ắt phải sanh ra nhiều thứ độc.

Như muốn khử cho hết độc, thời phải nấu nước ít nữa là nửa giờ. Nấu đặng lâu chừng nào, thì càng hay chừng nấy. Ấy vậy rửa thương tích, thời phải nấu nước mà khử độc.

Tay thiệt sạch. — Tay tuy rửa *savon* hay là *cát-lồi* rồi, nhưng mà rửa nước thường thời các vật độc còn dính theo da, nên phải dùng nước cho thiệt sạch, nghĩa là đã nấu khử độc trước, mà rửa lại một lần nữa, rồi xối rượu đừng lau để cho khô. Như vậy có rờ đến chỗ thương tích mới khỏi sợ nhiễm độc.

Đồ giặt. — Trong các món đồ giặt, thời đây ta chỉ nói hàng giẻ vải bông là đồ thiên-hạ thường có.

Đồ giặt cũng phải khử độc trước, rồi mới dùng. Phải giặt *savon* hay là *cát-lồi* rồi nấu cho đặng nửa giờ; nấu rồi vớt ra vắt cho ráo, rồi lại nhúng rượu.

Một đôi khi cũng có dùng kim, chỉ, kéo, dao thời cũng phải khử độc.

Chỉ thời cũng phải giặt, nấu dầm rượu như giẻ. Còn kim, kéo, dao cùng là vật chi bằng thiết bằng sắt thời phải chùi cho hết sét, rồi bỏ vào rượu mà đốt cho tiêu hết độc.

Các việc dự phòng xong rồi, thời phải rửa chỗ thương tích. Hoặc khi mình bị thương nhằm vật chi dơ, hay là sơ thời, mình có quyền dụng vật chi mà đắp mà gịt thời phải lấy đi, mà dùng nước nấu rồi, chế rượu vào nhứ.g giẻ sạch lau rửa cho hết dơ hết độc. Như thương tích ở nhằm chỗ có tóc có lông, thời phải cạo đi cho sạch.

Rửa sạch sẽ xong rồi, thời phải lo mà cầm máu lại. Có khi ra huyết ít, một thí rồi dứt. Có nhiều khi ra nhiều thời phải lấy bông (vải) nhúng rượu đắp trên miệng mà nhận hơi hơi. Như huyết không cầm, còn ra đỏ miếng bông, thời nhúng rượu miế.g khác mà thay. Cứ việc thay nhận như vậy cho đến khi nào cầm huyết lại đặng.

Lại có khi từ hồi máu hòa ra nhiều, thời là có dứt chỉ máu, mạch máu, phải kiếm phương mà cầm lại. Như nhằm mạch nhỏ, thời lấy giẻ nhúng rượu mà nhận một chặp cũng hết, chớ như nhằm mạch lớn thời phải coi máu phun ra chỗ nào, thò tay mà nhéo bắt lấy mạch rồi vặn tréo lại, một chặp máu đặc mới cầm. Như không dứt, thời phải lừa kéo ra, lấy chỉ mà cột gút lại. Thế ấy cũng là khó. Nếu vậy như liệu không xong, để lâu mất máu hết nhiều không tiện, thời phải cột chặn riết lại thân trên chỗ thương tích, rồi lấy giẻ nhúng rượu đắp lên bó lại cho chặt mà [illegible] cho lương-y lập tức. Đến nhà thầy sẵn đồ khí nghệ, cấp cứu mới đặng.

Huyêt cấm lại rối, có khi thời thương tích nhẹ, miệng khít lại, khi thời miệng hở ra. Như miệng khít thời cứ việc gịt. Còn như miệng hở mà nằm xuôi theo thịt, thì nắm hai cái mí nhíu lại, bó gịt lại cho chặt, lấn lấn phải liền.

Nhiều khi nhằm chỗ nhược, như nơi trán, trèn đầu, thời phải may miệng lại. Phải lấy chỉ lấy kim cho thiệt sạch, xỏ mép bèn này qua mép bèn kia rút chỉ chừa hai bèn mối cho đều bằng bốn ngón tay; rồi cột gút hai mối lại riết cho chặt cho nhíu miệng lại. Cứ cột từ nuốc như vậy dài theo miệng cho cùng. Xỏ chỉ cắt mối cho đều một lượt, rồi hễ cột một lượt. Cột rồi dư mối thì hớt hết. Làm cho dặng kỉ như vậy thì trong nội sáu bảy bữa thì lành miệng lại. Rồi thì cắt mối chỉ mà rút ra hết. Chùi rửa rồi, cầm huyết lại rồi, miệng khít rồi, thì chỉ còn có lo mà gịt cho lành.

Những việc nói ra đây là ta muốn cho có ích cho những kẻ ở ruộng vườn rầy bái. Nên ta kiếm những phương chi dể làm, dầu người nghèo hết sức cũng dùng được. Ầy vậy nên ta chỉ cách gịt rượu là tiện và hay hơn hết.

Lấy bông nhúng rượu vắt sơ đắp về cho dày dặng nửa ngón tay, gịt trùm lên chỗ thương tích cho khỏi miệng dặng ba bốn ngón tay, rồi lấy lá chuối dậy trùm lên nữa cho bông nhúng rượu lâu khô; gịt lên rồi lấy giẻ bó lại chặt-chặt đừng cho xè xích. Nhưng vậy không nên bó chặt quá, sợ e nó sưng dồn xuống dưới.

Cách bó cách buộc thì phải coi mà liệu lấy, tùy theo chỗ theo thế mà buộc làm sao cho người bịnh khỏi nhức khỏi đau thì thôi. Cách gịt nầy thiệt dễ và tiện hơn các cách khác hết, ai nầy nên cứ đó mà dùng chớ có dùng cách khác.

Ban đầu mỗi bữa mỗi phải thay đồ gịt. Như bông có dính thời chớ có rứt, có gở mà ra máu. Phải lấy nước nấu rồi mà rưới nó cho đến khi nó tróc ra thì thôi. Lấy bông ra đặng rồi thì phải rửa chỗ thương tích cho sạch, mà chớ có chà mạnh mà chảy máu. Rửa rồi thì cứ gịt cứ bó như thường.

Như coi bộ đã lành thì không cần gì gịt rượu nữa. Lấy một miếng giẻ thấm dầu mà đắp, kẻo sợ tuôn chạm nhằm da non.

DINH-THU'O'NG 疔瘡

Nhiều khi trong da thịt nóng quá, phồng làm mủ, sưng lên làm nhọt, mụt bạc-đầu, vân vân.

Ban đầu mới đỏ đỏ da, sau lần lần sưng vun lên, da thẳng đỏ lòm, nhức nhối khó chịu lắm. Vậy phải lấy cơm giặt vè mà đắp cho mau làm mủ phá miệng.

Làm miệng rồi thời bóp nhẹ nhẹ chung quanh miệng mà nặng mủ ra cho hết, rồi gịt rửa một cách y như thương tích.

NHÀN-NHIỆT 眼熱

Bịnh nhặm mắt con nhà Annam thường có. Khi không mí mắt và tròng trắng phát đỏ. Ngó lu bù ra ghèn, tuôn nước mắt hoài, hay sợ chói. Bịnh ấy hoặc nhiệt trong mình mà sanh ra, hoặc là tuôn nhằm đồ uờ trược. Có nhiều phụ nữ đương nguyệt-kỳ hay là có bạch-đới, tay dơ vò ý dụi chặm vào con mắt thì cũng phải mang bịnh. Nơi mắt là chỗ yều thứ nhứt, nên có rờ có chặm thì phải cho hết sức cẩn thận mới đặng.

TÈ-PHONG 臍風

Bịnh tề phong phát bữa đầu hay là bữa thứ hai kể ngày sanh con nít. Một hai khi đến ngày thứ tư nó mới phát. Có khi đến ngày thứ chín, mà ít lắm.

Hễ bịnh mới phát thời con nít hay khóc hay la tiếng khò khè không thường. Nhắc bú rồi thì hàm dưới đó lần lần bắt vú hết đặng. Cả thân mình, tay chơn chi từ hồi đều bắt cứng đơ, uốn cong xương sống nảy bụng lên. Càng ngày càng thở nghẹt hơi, nước da thâm tím ; khi thì trong ít giờ, có khi một ngày rồi thì chết; chớ ít có khi mà chịu cho thấu đến ba bốn bữa.

Hễ con nít mắc đến thì phải bỏ mình, chớ chẳng mấy khi mà thoát đặng.

TRỊ-PHƯƠNG 治方. — Bịnh nầy thiệt chẳng có thuốc chi mà trị cho thần hiệu. Chỉ phải giữ phải phòng cho khỏi vương đến mà thôi. Phải cắt rún cho kỉ và giữ cho khỏi bợn khỏi nhơ. Ấy vậy phải giữ các việc chỉ ra sau đây:

1° Cắt rún phải dùng kéo cho sạch, phải chùi cho sạch bụi sạch sét, rồi bỏ vô rượu mà đốt cho tiêu độc ;

2° Chỉ cột phải giặt *savon* cho sạch rồi nấu đi cũng như nấu giẻ đồ mà gịt thương tích ;

3° Tay cũng phải rửa savon, rửa nước nấu, xối rượu lại cho sạch.

Dự phòng cho dủ các việc ấy xong rồi, phải lấy một sợi chỉ cho chắc, hay là chỉ thường thời xe lại ba bồn bận rồi bắt cuống rún đo từ rún đo ra cho đặng bốn ngón tay mà cột gút riết lại cho chặt. Nơi ra khỏi chổ gút ấy một ngón tay thời lấy kéo cắt siết ngang cuống rún một kéo cho dứt ngọn. Lấy một miếng giẻ sạch vuông vuông mà vấn đàng chót lại cho kín gió; rồi để quặt cuống rún lại trên mình đứa con nít, đầu cắt phải day lên trên; lại lấy khăn sạch vấn choàng ngang qua mình mà giữ cuống rún nằm một chổ dừng cho xê xích.

Để trở cuống rún lên trên là có ý tránh cho khỏi vấy nhằm phẩn, nhằm nước dái con nít, và cho khỏi vướng bụi vướng đất nơi giường hay là trên áo quần của người mẹ.

Ấy vậy bịnh tuy là độc, thiệt là *nan y chi bịnh*, 難醫之病 nhưng vậy thì phòng bị dể lắm: chỉ cứ giữ cho đặng sạch sẽ cũng y như các việc đã nói về phương sự thương tích vậy. Bịnh nầy lại trọng hệ hơn nhiều, là vì sai thời của phải bỏ. Nếu vậy đạo làm cha mẹ mà không lo cho hết tình, thời mang tội ác rất to.

XÀ-ĐỘC 蛇毒

Có thứ rắn độc, rắn hiền. Thứ hiền có cắn cũng vô can. Thứ độc cắn rồi phun nọc vào thấm vô máu không cứu kịp phải chết.

Những rắn độc trong Nam-kỳ là : rắn lục, rắn mai, rắn mái gầm, rắn trun cườm, rắn nẹp nia, rắn râu, các loại rắn hổ, hổ đất, hổ mây, hổ hành, hổ lửa.

Thường rắn độc chẳng hề tìm người mà cắn, cũng chẳng có thấy người mà rượt, mà đuổi theo bao giờ. Nó cắn mình vì là túng, hoặc mình thấy nó mình muốn đập, hoặc là không thấy vô ý mình động nhằm. Hễ nó túng chừng nào, thì làm hung chừng nấy; mà hễ làm hung chừng nào thì nó cắn nó phun nhiều nọc chừng ấy. Vậy cho nên cũng một thứ rắn cắn hai người, một người nặng một người nhẹ, là cũng tại người trúng nọc nhiều người trúng nọc ít. Bởi đó cho nên rắn lớn chừng nào thì càng độc hơn chừng nầy.

Có nhiều loại rắn độc quá, hễ ai bị nó cắn một chập, thời thấy phù lên liền, bắt buồn mửa, nóng lạnh, sợ hãi, làm máu xâm. Rồi bắt khát nước quá chừng; lưỡi cứng đơ; da bầm tím, đờn hấp hối, không còn phương chi cứu đặng.

Có nhiều người còn dái tục hay tin thuốc nọc nầy, thuốc ngải kia, lá cây nầy, lá cây kia. Những phương ngoại vậy có chắc vào đâu. Tin lầy đèn khi gặp nghèo dùng tới không hiệu thì trở làm sao kịp. Chi cho bằng lầy lý mà trị là phương giữ mình chắc chắn.

Sao cũng phải giữ chớ cho nọc thầm vào máu. Trước hèt phải lầy nhợ, lầy giẻ xé giải ra mà cột vần trên chổ vít lại cho chặt. Rồi phải rửa cho hèt sức sạch, giội xồi nước cho nhiều. Rồi thì bóp hai bèn dầu răng mà nặn nọc ra. Kê miệng mà hút. Nhưng vậy phải phòng: như miệng có mụt có trầy, có lở thời không nên hút, phải mượn người miệng không có chi. Vì sợ nọc thầm nhằm vít tích truyền nhiểm lây qua mà phải khôn.

Chớ có sợ đau, nướng dùi sắt cho đỏ mà đốt chổ dầu răng cho cháy thịt. Hoặc là có bầu giác thì đặt tại miệng mà giác mà rút nọc.

Xong rồi lầy thứ nước thuốc người có đạo hay gọi là *nước-dái-quỉ* mà rửa. Hay là lầy rượu với nước chanh mà rửa, và nhúng giẻ mà đắp trên miệng.

Các việc ầy làm rồi phải cho người bị thương uống nước trà cho nóng chè rượu vào, trùm mền lại cho xuất hạng ra. Như coi bộ sợ hãi lắm, thì phục rượu vô cho thiệt say. Hể tỉnh rượu rồi thì nọc đã hèt không can chi.

Sau như chỗ miệng có làm độc thì cứ phương trị thương tích mà dùng thì phải lành.

Có khi bị nọc rắn độc quá, thời còn sợ lành mà chưa tuyệt căn. Ấy vậy muốn cho khỏi ngại thời phải lập tức tìm đến nhà-thương Sàigòn có thầy danh y cho thuốc trừ căn.

Saigon. — Imprimerie Nouvelle CLAUDE & Cie.

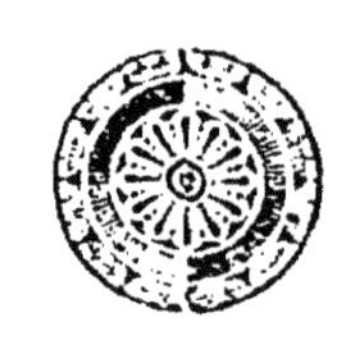

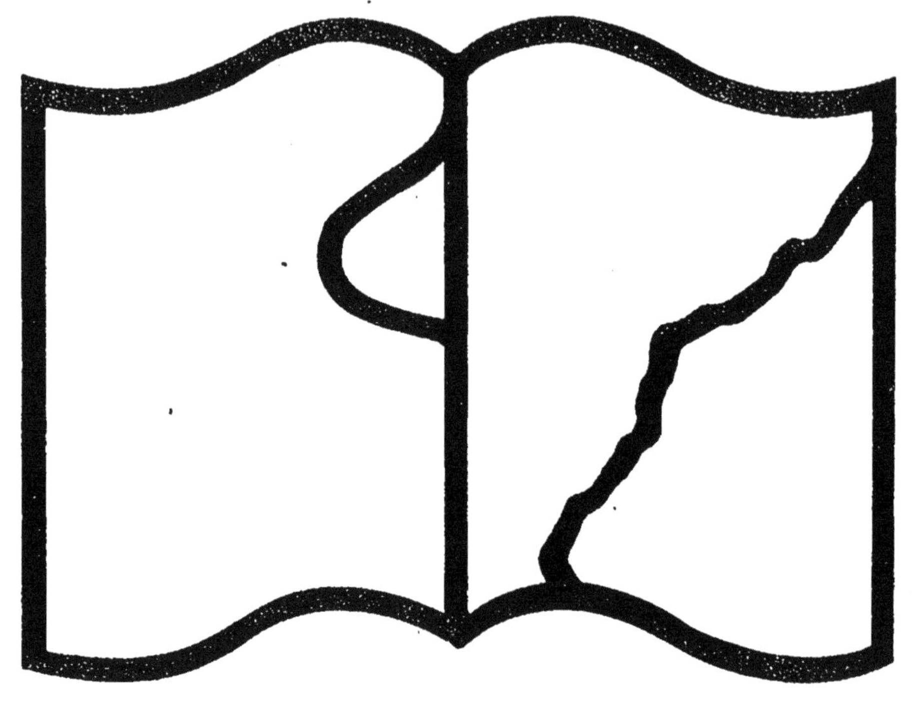

Texte détérioré — reliure défectueuse

NF Z 43-120-11